Introducción al mundo del Vino

Rubén Aguirreche

A Dios, mi familia y amigos de todo el mundo

Índice

Antecedentes históricos del Vino

Introducción a la historia del vino

El vino ha sido una bebida popular de la humanidad durante miles de años. Nuestra afición natural a esta bebida proviene del maravilloso sabor, sus propiedades nutritivas y, sobre todo, sus efectos psicotrópicos.

De todas las bebidas alcohólicas, ninguna ha tenido tal impacto en la sociedad. El comercio del vino entre las culturas abrió canales para que las ideas religiosas y filosóficas se extendieran por toda Europa. El vino también se menciona con frecuencia en la biblia de Noé y sus vides de uva a Jesús, como quizás el mejor enólogo hasta la fecha.

El vino es usado hasta el día de hoy en la Iglesia Católica como un sustituto de la sangre de Cristo, que es una indicación del papel clave que la bebida ha desempeñado en los años pasados. Siglos atrás, una industria del vino era también la marca de un país providente, ya que solo las sociedades desarrolladas podían apoyar una industria vitivinícola próspera y competitiva. A menudo se dice que la sociedad occidental construyó sus fundamentos sobre el vino.

¿Cuándo se creó el vino por primera vez?

Nadie puede estar seguro, pero hay una antigua fábula persa que reconoce a una mujer como la descubridora del vino. Según la fábula, ella era una princesa que había perdido el favor del Rey. La vergüenza era tan abrumadora que comió unas uvas de mesa que se habían estropeado en su tarro en un intento de acabar con su vida.

Su suicidio no fue como lo planearon, en lugar de caer en un eterno sueño, se mareó, se emborrachó y luego se desmayó. Cuando despertó, descubrió que todos los problemas de su vida parecían haber pasado. Continuó comiendo las uvas estropeadas y su estado de ánimo cambió tanto que recuperó el favor del Rey.

Aunque este es un cuento agradable, el descubrimiento accidental del vino probablemente ocurrió algunas veces en diferentes regiones, pero lo que es seguro es que la invención del vino se debe a pura y tonta suerte.

El vino y los antiguos egipcios

Ahora saltamos algunos miles de años hacia la era predinástica de los faraones egipcios, cuando el vino se extendía por todo el mundo antiguo. Los jeroglíficos de esta época muestran que quizás las borracheras no son un problema tan moderno, ya que aparentemente a los faraones no parecía importarles demasiado la calidad, sino más bien la cantidad.

Sin embargo, el vino que los egipcios bebieron era un pariente lejano del vino que conocemos hoy. Los egipcios usaban uvas blancas, rosas, verdes, rojas y azul oscuro, así como higos, palmeras, dátiles y granadas. Entonces, como pueden imaginar, el sabor habría sido completamente diferente de lo que esperaríamos cuando recibamos el vino hoy. Hacer vino de varias frutas es esencialmente el mismo que el de las uvas, excepto que se agrega azúcar para ayudar a la fermentación.

Luego hubo un segundo prensado del vino en un lienzo oblongo. Este lodazal se extendía sobre un sólido marco de madera, mientras cuatro hombres de un lado estiraban la ropa, mientras que un quinto se aseguraba de que no se derramara nada del valioso vino.

El proceso de fermentación de Egipto

La fermentación es la conversión del azúcar de la uva en alcohol. Durante este proceso, la levadura libera enzimas que se unen y reaccionan con el azúcar para producir alcohol (etanol). La cantidad de alcohol obviamente depende de la cantidad de azúcar.

El porcentaje máximo de alcohol sobre el que puede sobrevivir la levadura es aproximadamente del 15%. Cualquier azúcar sobrante agregará dulzura a la bebida. Para lograr una bebida con una consistencia ligera, se fermentaría por un tiempo breve (unos pocos días). Mientras que si desea un producto final pesado, se fermentaría durante un tiempo prolongado (varias semanas) y se calentaría, ya que esto acelera la conversión de azúcar.

Parece que los faraones estaban especialmente encariñados con la bebida, ya que se convirtió en su preferencia para llevarla a la otra vida.

En este momento, el vino era casi exclusivamente para la realeza y se sirve solo en ocasiones especiales como festivales. Sin embargo, también tenía usos médicos como sedar a las mujeres durante el parto y como antiséptico.

Los griegos y su historia de amor con el vino

Las siguientes personas en llevar la antorcha de este gran comercio fueron los griegos. Los primeros signos del vino en Grecia fueron las prensas de vino de réplica encontradas en las tumbas de Creta y datan de entre los años 3000 aC a 2000 aC.

Se cree que los comerciantes fenicios introdujeron a los griegos a las alegrías del vino. Después de que los fenicios les hicieran este favor a los griegos, las industrias vitivinícolas se establecieron en la mayor parte de Europa occidental. Alejandro Magno también presentó la bebida a Asia.

Entonces, la próxima vez que conozcas a una persona griega, agradéceles por hacernos el mayor favor de todos. Los griegos conocían los beneficios nutricionales de beber vino. En la antigua Grecia, el vino era tan importante que desarrolló un estado religioso. Valoraban mucho el vino y lo llamaban "El nectar de los dioses". No podría haberlo descrito mejor. También está el dios griego del vino, Dionisio, que es el hijo de Zeus y uno de los dioses más adorados.

Los griegos y su reciente historia del vino

Durante la ocupación turca, la industria vitivinícola de Grecia casi se disparó debido a que los turcos musulmanes desalentaron a los viticultores y a los viticultores fuertemente gravados. Esto significó que muchos agricultores se fueron a la quiebra y las únicas personas que fueron excluidas de los impuestos pesados fueron los monjes.

Afortunadamente, los monasterios mantuvieron la nave viva en Grecia durante los 400 años que estuvo ocupada. Los griegos lograron la independencia en 1821. Los granjeros griegos comenzaron a reemplazar sus vides con uvas que producían pasas de uva, ya que había una gran demanda de ellas desde Francia, cuyas vides habían sido devastadas por el insecto Phylloxera.

Lo único que les queda a los griegos para regresar triunfantes a la cima es promover la buena elaboración del vino entre los granjeros griegos y hacer saber al mundo que los griegos han vuelto.

El viaje del vino romano

El siguiente grupo para comenzar a desarrollar la vinificación y el crecimiento real de la vid en aproximadamente 1000 aC fueron, de hecho, una colonia griega que se había vuelto tan fuerte que se habían independizado de los griegos.

Al principio, los romanos no llevaron el vino y enviaron los que se produjeron en los Alpes a los bárbaros galos, a quienes tanto les gustaba la bebida. La bebida preferida de los romanos era la cerveza y el hidromiel, debido a su pasado guerrero. El vino realmente no despegó hasta el saqueo de Cartago en el año 146 aC, porque con el saqueo también adquirieron el primer libro sobre la elaboración del vino.

Después de otros cien años, habría regiones definidas para la elaboración del vino. Aparentemente, las regiones más deseadas eran Falernian y Caecuban, pero desaparecieron después de solo 50 años debido a las obras públicas de Neronian. Si el vino era tan fino como se afirma, entonces esto prueba concluyentemente que la condición mental del emperador Nerón era muy pobre.

Los romanos, al igual que los griegos, disfrutaron de fiestas donde tuvieron lugar debates filosóficos y lecturas de poesía. La diferencia en estas fiestas era que los romanos tendían a emborracharse mucho y que las bailarinas y las orgías también eran una parte estándar de la noche.

Personalmente, prefiero dejar el misterio del sabor del vino romano como solo eso; un misterio. La otra gran contribución que los romanos dieron a la elaboración del vino fue que cada provincia que conquistaron, por lo que la mayoría de Europa occidental, establecieron una industria del vino. A medida que el imperio crecía, el vino en su provincia comenzó a rivalizar con los vinos que se fabricaban en Roma, especialmente en Portugal, que se hizo famoso por su vino.

El vino sigue siendo una parte importante de la cultura italiana y se toma muy en serio, que este proverbio italiano muestra bastante bien: "Un barril de vino puede hacer más milagros que una iglesia llena de santos". Cuando el Imperio Romano cayó en 476 DC, occidental Europa se sumergió en la Edad Media y la Iglesia Católica Romana mantuvo viva la vinicultura.

Incluso los Monjes fueron partidarios del vino

Los monjes, particularmente los monjes benedictinos, difundieron aún más el conocimiento del vino, ya que se requería vino para la Sagrada Comunión. La Iglesia lo transportó por toda Europa, difundiendo las "buenas nuevas" por así decirlo.

El único problema era que el vino que distribuían estaba muy diluido, ya que la Iglesia no se tomaba la embriaguez con cariño. Finalmente, la aristocracia francesa se hizo cargo de la elaboración del vino junto a la iglesia.

En 1725, Burdeos ya había clasificado los mejores vinos tintos que producía, pero no se creó una clasificación oficial basada en los precios hasta 1855. Esta clasificación dividía los vinos en hasta 5 clases o crus.

Toda la iglesia y la tierra noble fueron embargadas y los viñedos estaban ahora en manos de los campesinos. Esto fue crucial para el desarrollo del vino, ya que ahora los viñedos competían y el sustento de los propietarios dependía del éxito de los viñedos.

La creación de champán

Ahora a uno de los momentos de mayor orgullo del vino en su larga historia. Por supuesto, me refiero a la creación de champaña.

A pesar de la creencia común, el champán no fue creado por el monje, Don Perignon, sino que de hecho fue investigado 30 años antes.

Un científico y médico inglés llamado Christopher Merrett presentó los hallazgos a la Royal Society en 1662 llamados 'Algunas observaciones sobre el orden del vino'.

Champagne estaba reservado para ocasiones muy especiales, como las Fiestas de la Coronación Francesa. Los reyes lo apreciaron tanto que incluso lo enviaron como homenaje a otros monarcas. La razón por la que se celebró el champagne con tanta consideración fue que la presión sobre las botellas a menudo las hacía explotar. Además, la explosión de una botella que se desintegre a menudo provocará una reacción en cadena entre otras botellas. Esto significaba que era común perder 20-90% de champaña.

La diferencia en la elaboración de champaña para vino es que hay un segundo proceso de fermentación, que implica agregar varios gramos más de levadura y luego dejarla fermentar en la botella. El dióxido de carbono producido por esta segunda fermentación hace que las burbujas (de dióxido de carbono) se liberen rápidamente cuando se abre la botella, porque el dióxido de carbono no es muy soluble.

El champagne en este momento era de hecho mucho más dulce de lo que bebemos hoy; esto fue porque a los rusos les gustaba tener al menos 300 g por litro. No fue hasta 1846 cuando Perrier Jouët decidió no endulzar el champán antes de exportarlo a Inglaterra. Esto llevó a la tendencia hacia las champañas más secas que disfrutamos hoy.

Cómo salió el vino fuera de Europa

Ahora a los nuevos vinos mundiales como Australia y las Américas.

Estos vinos a menudo son considerados como inferiores al vino europeo. Aunque ahora están comenzando a producir algunos vinos exquisitos, también se debe decir que estos países suministran una gran cantidad de vino de mesa estándar y menos vino fino en comparación con Europa. No hay mucha historia en América y Australia, ya que son países recientemente fundados. Por lo tanto, las cuentas serán breves

El vino fue llevado primero a América del Sur por los españoles y una vez más por razones puramente religiosas. Vino llegó a América del Norte a través de los colonos que huyen de la persecución religiosa para comenzar una nueva vida en el nuevo mundo.

No es sorprendente que haya muchos católicos en la mezcla y, como he mencionado antes, el vino está profundamente arraigado en el catolicismo. California es el mayor productor de vino de los EE. UU. En este momento. Los vinos en América llevan el nombre de la variedad de uva utilizada en lugar de en Francia, donde, por supuesto, los nombraron según la región de origen.

La popularidad del vino no ha crecido mucho y el público de EE. UU. Sigue siendo principalmente bebedores de cerveza. Solo el 30% de la población se ha dado cuenta de la experiencia superior de beber vino. De ese 30%, un enorme 75% del vino que beben se produce en Estados Unidos. Como puede ver, todavía hay un enfoque ligeramente aislacionista del vino en los Estados Unidos. Australia tuvo problemas similares con la producción de vino anteriormente, ya que ellos también eran un país nuevo y tenían un entorno aún más hostil para domesticar.

Algo importante que saber sobre el Vino

El conocimiento siempre es importante y útil, sin importar qué tipo de aplicación habrá para ese conocimiento en el futuro. Siempre es bueno buscar y absorber el conocimiento sobre cualquier cosa que le interese. Obtener conocimiento sobre el vino es útil. El placer de tener algunos conocimientos sobre, así como el placer de beber, un buen vino es algo para disfrutar.

Cuando estás bebiendo, es bueno saber qué variedades de uva entraron en el vino, cuándo y de dónde vinieron, qué proceso se utilizó en la elaboración de ese vino en particular y, de hecho, quién lo hizo. Si tiene algún conocimiento sobre el vino mientras lo bebe, bien podría aumentar su comprensión y apreciación de lo que contiene su copa. Es posible que se sorprenda gratamente al conocer el tipo de vino que está bebiendo, dónde se hizo y sus componentes.

Las personas que no son muy conscientes de los vinos se asustan con solo mencionar las descripciones del vino. Tales personas piensan que son novatos y no podrán apreciar un vino. Su ignorancia puede incluso impedirles disfrutar del vino. ¡La mejor manera de aprender sobre diferentes vinos y experimentarlos de la mejor manera posible es seguir probando mejores vinos!

Si no eres un experto en vinos, o no puedes reconocer su variedad y conocer anécdotas sobre el vino, es posible que no sepas qué vinos seleccionar, pero eso no debería impedir que disfrutes del vino cada vez que se lo coloque frente a ti.

Si tiene algún conocimiento de los aromas y sabores del vino, y está familiarizado con una variedad de vinos, busque oportunidades para probar vinos similares o mejores de la misma región. No olvide que hay tres cosas importantes que debe buscar en todo el vino: aroma (bouquet), gusto (paladar) y color. Con un poco de esfuerzo y entusiasmo para diferenciar el uso de estos tres atributos, puede convertirse en un experto en cata de vinos.

Al probar un vino en particular, debe preguntarse, ¿cómo se compara este vino con otros del mismo varietal, de diferentes viñedos en la misma región, del mismo productor en diferentes años? No hay duda de que el conocimiento comparativo, basado en la experiencia de degustación, puede mejorar su placer de degustación.

Sin embargo, también es posible que dicho conocimiento pueda restarle placer a tu gusto. No importa qué tan bien pueda discernir y discriminar varios aromas y sabores, la indulgencia en cualquier vino tenderá a disminuir su capacidad para disfrutarlos. Siempre concéntrese en el contenido de alcohol de un vino y solo tome cantidades sensatas.

El Vino y sus beneficios para la salud

Prepárese para sorprenderse. Más que solo ser saludable para el corazón, el vino tiene una serie de sorprendentes beneficios para la salud, muchos de los cuales se derivan del resveratrol. Algunas plantas producen resveratrol para combatir bacterias y hongos, o para resistir una sequía o la falta de nutrientes. Las uvas rojas y moradas, los arándanos,

las moras, los cacahuetes y los pistachos son fuentes. El resveratrol puede ser el ingrediente maravilloso responsable de muchos de los beneficios del vino. Aislar el resveratrol no produce los mismos efectos, lo que indica que una constelación de fuerzas actúa en conjunto para proteger el cuerpo. La mayoría de los estudios se centran en los beneficios del vino tinto. porque las uvas blancas no contienen resveratrol.

Vivir más tiempo

Está bien. En la isla de Ikarios, una zona azul recientemente descubierta, las personas viven más tiempo que en cualquier otro lugar del mundo. El consumo diario de vino es parte de un patrón dietético que fomenta una larga vida al comer menos alimentos de origen animal y comer más alimentos de origen vegetal.

Encontrará a los residentes de larga tradición de Creta y Cerdeña bebiendo vino tinto oscuro, parte de su estilo de vida antienvejecimiento. Diversos estudios sugieren que las procianidinas, compuestos que se encuentran en los taninos de vino tinto, ayudan a promover la salud cardiovascular. Los vinos producidos en áreas del suroeste de Francia y Cerdeña, donde las personas tienden a vivir más tiempo, tienen concentraciones particularmente altas de este compuesto.

Investigadores de la Escuela de Medicina de Harvard descubrieron evidencia de que el resveratrol activa directamente una proteína que promueve la salud y la longevidad en animales de laboratorio.

El resveratrol aumenta la actividad de las sirtuinas (vías de longevidad), un grupo de genes que protege al cuerpo de las enfermedades del envejecimiento.

Hazte más inteligente

El resveratrol puede ayudar a mejorar la memoria a corto plazo. Después de tan solo 30 minutos de prueba, los investigadores encontraron que los participantes que tomaron resveratrol tuvieron un aumento significativo en la retención de palabras y mostraron un rendimiento más rápido en la porción del cerebro asociada con la formación de nuevos recuerdos, aprendizaje y emociones.

Desterrar el acné con el vino

El resveratrol puede inhibir el crecimiento de bacterias causantes de acné por más tiempo que el peróxido de benzoilo. Y funciona aún mejor cuando se combina con peróxido de benzoilo. Hasta ahora, beber el antioxidante es la mejor manera de beneficiarse de sus propiedades. La aplicación tópica en cremas no ha demostrado ser efectiva, así que consuma sus antioxidantes en vino, frutas y verduras en lugar de comprar cremas caras.

El vino puede reducirte viajes al gimnasio

¿Preferirías beber vino o esclavizar en el gimnasio? Científicos de la Universidad de Alberta en Canadá descubrieron que el resveratrol mejora la función cardíaca, cerebral y ósea; de la misma manera que estas partes se mejoran cuando vas al gimnasio.

Dile adiós a la depresión

¿Sabes que el vino te ayuda a relajarte? Investigadores en España descubrieron que los hombres y las mujeres que bebían de dos a siete vasos de vino por semana tenían menos probabilidades de ser diagnosticados con depresión.

Incluso teniendo en cuenta factores de estilo de vida que podrían influir en sus hallazgos, la reducción del riesgo se mantuvo elevado.

Reduce (no aumenta) tu riesgo de enfermedad hepática

Este estudio desafió el pensamiento convencional sobre el alcohol y la enfermedad hepática. El consumo modesto de vino, definido como un vaso al día, puede disminuir la prevalencia de la enfermedad del hígado graso no alcohólico. Los bebedores de vino modestos, en comparación con los abstemios, redujeron el riesgo a la mitad. Y en comparación con los bebedores de vino, los bebedores modestos de cerveza o licores tenían cuatro veces más probabilidades de haber sospechado la enfermedad.

Promueve la salud en los ojos

El resveratrol detiene el crecimiento fuera de control de los vasos sanguíneos en los ojos, de acuerdo con la Facultad de Medicina de la Universidad de Washington en St. Louis.

Esto puede ayudar con el tratamiento de la retinopatía diabética y la degeneración macular relacionada con la edad. Tenga en cuenta que estos estudios se realizaron en ratones, por lo que la dosis para los seres humanos aún no está clara. Pero este es un gran comienzo.

Protege tus dientes

¿Sabías que beber vino es una forma poco conocida de proteger tus dientes de las bacterias? Mencionamos los efectos antimicrobianos del vino sobre la piel. Bueno, también ayuda a reducir las bacterias en los dientes. Usando cinco de las bacterias que causan la placa oral común, los científicos notaron la degradación casi completa de las bacterias después de aplicar las bioparticulas con vino tinto.

Reduce múltiples riesgos de cáncer

Cáncer de mama

Las uvas rojas son las frutas más capaces de suprimir la actividad de la aromatasa, la enzima utilizada por los tumores de mama para producir su propio estrógeno; esto se conoce como inhibidor de la aromatasa.

El vino tinto puede servir como un inhibidor de aromatasa nutricional, que puede mejorar el riesgo elevado de cáncer de mama asociado con el consumo de alcohol. Tenga en cuenta que también puede comer uvas rojas; aquellas con semillas son especialmente útiles. También se cree que el resveratrol elimina las células cancerosas al cortar una vía que alimenta las células cancerosas.

Cáncer de colon

Los estudios demuestran que el consumo moderado de vino tinto puede reducir el riesgo de cáncer de colon en un 50%.

Cancer de prostata

Harvard Men's Health Watch informa que los hombres que beben un promedio de cuatro a siete vasos de vino tinto por semana tienen un 52% menos de probabilidades de ser diagnosticados con cáncer de próstata en comparación con aquellos que no beben vino. El vino tinto parece particularmente protector contra cánceres avanzados o agresivos. Los médicos especulan que los flavonoides y el resveratrol contienen potentes antioxidantes y pueden contrarrestar los andrógenos, las hormonas masculinas que estimulan la próstata.

Tipos de vino más populares en el mundo

Aquí hay una referencia rápida a las variedades de vino más populares y cómo emparejar el vino con la comida. Existen diferentes tipos de vino por distrito y variedad (riesling, pinot noir, entre otros). Aunque en este tema no hacemos referencia a los estilos de los vinos por color, dulzura o efervescencia. La repartición de tipos de vino en una bodega es muy amplia.

Encuentre a continuación descripciones y pronunciaciones varietales básicas, términos de degustación, además de sugerencias sobre el emparejamiento de los vinos con la comida.

Una variedad es el tipo de uva. Está escrito aquí con una inicial minúscula. Si solo se menciona la variedad en la etiqueta de la botella, el vino se llama varietal y lleva el nombre de la uva con una inicial de capital (Riesling, Pinot Noir, etc.). Un vino varietal muestra principalmente la fruta: la variedad de uva domina el sabor.

Tipos de uvas de vino blanco

RIESLING

Maridaje vino-comida: las versiones secas combinan bien con platos de pescado, pollo y cerdo.

Distritos: la clásica uva alemana del Rin y Mosela, riesling crece en todos los distritos de vino. Los grandes Riesling de Alemania suelen ser ligeramente dulces, con una acidez acerada para mantener el equilibrio.

El Riesling de Alsacia y de los Estados Unidos del Este también es excelente, aunque generalmente se elabora en un estilo diferente, igualmente aromático pero típicamente más seco (no dulce). Los Riesling de California tienen mucho menos éxito, por lo general son dulces y carecen de acidez para mantener el equilibrio.

Sabor típico del vino varietal: los vinos Riesling son mucho más ligeros que los vinos Chardonnay. Los aromas generalmente incluyen manzanas frescas. La variedad riesling se expresa de manera muy diferente según el distrito y la elaboración del vino. Riesling debe probar fresco. Si lo hacen, entonces también podrían ser más sabrosos y sabrosos a medida que envejecen.

GEWÜRZTRAMINER

Una variedad muy aromática.

Maridaje vino-comida: ideal para tomar y con comida asiática, cerdo y salchichas a la parrilla.

Distritos: más conocidos en Alsacia, Alemania, la costa oeste de EE. UU. Y Nueva York.

Sabor típico del vino varietal: sabores afrutados con aromas a pétalos de rosa, melocotón, lichi y pimienta de Jamaica. Un Gewürztraminer a menudo parece no ser tan refrescante como otros tipos de blancos secos.

CHARDONNAY

Chardonnay fue la uva blanca más popular en la década de 1990. Se puede hacer brillante o inmóvil.

Maridaje entre vino y comida: es una buena opción para platos de pescado y pollo.

Distritos: Chardonnay hace el principio vino blanco de Borgoña (Francia), donde se originó. Chardonnay se cultiva con éxito en la mayoría de las áreas vitícolas bajo una variedad de condiciones climáticas.

Sabor típico del vino varietal: a menudo más ancho (y más aterciopelado) que otros tipos de blancos secos, con ricos sabores cítricos (limón, pomelo). La fermentación en barricas nuevas de roble agrega un tono mantecoso (vainilla, tostadas, coco, caramelo). Degustar un Chardonnay californiano de USD 15 debe dar sabores cítricos, notas de melón, vainilla, un poco de carácter tostado y algo de cremosidad. Los blancos de Borgoña saben muy diferente.

SAUVIGNON BLANC

Maridaje vino-comida: un vino versátil para marisco, pollo y ensaladas.

Distritos: Nueva Zelanda produce algunos Sauvignon Blancs excelentes. Algunos Sauvignon Blancs australianos, cultivados en áreas más cálidas, tienden a ser planos y carecen de cualidades de fruta. También se cultiva extensamente en el valle superior del Loira, donde se elabora como vino varietal.

Sabor típico en vino varietal: generalmente más ligero que Chardonnay - Sauvignon blanc normalmente muestra un carácter herbal que sugiere pimiento o hierba recién cortada. Los sabores dominantes van desde frutos verdes amargos de manzana, pera y grosella a través de frutas tropicales de melón, mango y grosella negra. Los Sauvignon Blancs sin virutas de calidad mostrarán cualidades ahumadas; requieren aromas brillantes y un fuerte final ácido; se cultivan mejor en climas fríos.

Como referencia, hay una lista más larga de varietales blancos.

Tipos de uvas de vino tinto

SYRAH

Shiraz o syrah son dos nombres para la misma variedad. Los viticultores y enólogos de Europa solo usan el nombre Syrah.

Maridaje vino-comida: carne (bistec, res, caza silvestre, guisos, entre otros)

Distritos: Syrah sobresale en el Valle de Rhône, California y Australia.

Sabor típico del vino varietal: aromas y sabores de frutas negras silvestres (como la grosella negra), con matices de pimienta negra y carne asada. La abundancia de sensaciones de fruta a menudo se complementa con alcohol caliente y taninos de agarre.

Las notas de toffee, si están presentes, no provienen de la fruta, sino del vino que reposó en barricas de roble.

La variedad shiraz ofrece abundantes y picantes rojos. Mientras que shiraz se usa para producir muchos vinos promedio, puede producir algunos de los tintos más finos, profundos y oscuros del mundo con sabores intensos y excelente longevidad. Descubrirá Syrahs de valor y elegancia al leer mis reseñas de vinos franceses.

MERLOT

Fácil de beber. Su suavidad lo ha convertido en un vino "introductor" para los nuevos bebedores de vino tinto.

Maridaje vino-comida: cualquiera servirá.

Distritos: un jugador clave en la mezcla de Burdeos, Merlot ahora también se cultiva en la costa oeste de los Estados Unidos, Australia y otros países.

Sabor típico en vino varietal: cereza negra y sabores a base de hierbas son típicos. La textura es redonda, pero una brecha en el paladar medio es común.

CABERNET SAUVIGNON

Ampliamente aceptado como una de las mejores variedades del mundo. Cabernet sauvignon a menudo se mezcla con cabernet franc y merlot. Por lo general, se somete a tratamiento de roble.

Maridaje vino-comida: lo mejor con carne roja simplemente preparada.

Distritos: el cabernet sauvignon se planta dondequiera que crecen las uvas de vino tinto, excepto en las franjas del norte, como Alemania. Es parte de los grandes vinos rojos de Médoc de Francia, y entre los mejores tintos de Australia, California y Chile.

Sabor típico en el vino varietal: con cuerpo, pero firme y apasionante cuando joven. Con la edad, las cualidades de grosella se cambian a la de la caja de lápices. Notas de pimiento permanecen.

Notas de vainilla, si están presentes, no provienen de la fruta sino del tratamiento de roble. Aumentan las calificaciones de revisión, pero pueden abrumar el sabor varietal.

Otro artículo trata sobre los beneficios para la salud de los polifenoles.

PINOT NOIR

Una de las uvas de vino tinto más nobles: difícil de cultivar, raramente mezclada, sin asperezas.

Maridaje de comida y vino: excelente con salmón a la parrilla, pollo, cordero y platos japoneses.

Distritos: hace los grandes rojos de Borgoña en Francia, y buenos vinos de Austria, California, Oregon y Nueva Zelanda.

Sabor típico en vino varietal: muy diferente de Cabernet Sauvignon. La estructura es delicada y fresca. Los taninos son muy suaves; esto está relacionado con el bajo nivel de polifenoles. Los compuestos aromáticos son muy afrutados (cereza, fresa, ciruela), a menudo con notas de hojas de té, tierra húmeda o cuero desgastado.

Sin embargo, pinot noir es muy transparente para el lugar donde se cultiva. La asombrosa gama de vinos producidos hace que no tenga sentido definir qué personalidad es la mejor expresión de la variedad.

Conociendo sobre el Vino Tinto

Lo primero es lo primero, el vino tinto está bien, pero ¿por qué rojo? Su color se puede derivar de una amplia variedad de variedades de uva que van desde las uvas que son de color rojizo, de color morado oscuro, e incluso un hermoso azul en la escala de color. Estas uvas dan lugar a un vino que se clasifica por color con descripciones tales como granate, casi negro, rojo oscuro, rojo claro, rojo rubí, violeta opaco, violeta oscuro, granate y la lista continúa.

Son las pieles de la uva las responsables del espectro de color distintivo del vino tinto. Las pieles están en contacto con el jugo de la uva durante el proceso de fermentación, lo que permite la dispersión del color y los taninos. El matiz rojo particular del vino depende del tipo de uva utilizado en el proceso y del período de tiempo en que la pigmentación de la piel está en contacto con el jugo.

Existen alrededor de 50 varietales de vino tinto clave que se manifiestan constantemente en el mercado actual de vinos en todo el mundo. Dicho esto, es probable que encuentre solo un puñado de estas uvas con mayor frecuencia. En este tema sobre de conceptos básicos de vino tinto, cubrimos los perfiles de sabor y las regiones de las uvas de vino tinto más comunes. Sin duda, puede optar por descubrir más allá de esta breve lista.

Cabernet Franc

Sabores: violetas, arándano, tierra, aceituna negra, café

St. Emilion Road Sign, junto con Cabernet Sauvignon y Merlot, Cabernet Franc es parte de la tríada de mezcla esencial que compone la mayoría de los vinos tintos de Bordeaux blend (y Meritage) producidos en los Estados Unidos.

Por sí solo, Cabernet Franc es un primo más tánico y terroso de Cabernet Sauvignon. En los sitios más cálidos fuera de Europa, sus atributos más distintivos son sus notas puras de violetas y arándanos, y sus taninos maduros a menudo tienen el aroma del café tostado recién hecho. Está hecho (aunque raramente etiquetado) como un varietal en Chinon, Bourgueil y Saumur-Champigny, donde es duro y tánico y puede evocar una austera mineralidad. En Pomerol y Saint-Émilion se presenta en mezclas con Merlot, agregando una nota picante, picante, a veces menta.

Cabernet Sauvignon

Sabores: pimiento, aceituna verde, hierba, casis, cereza negra
El componente principal de la gran Burdeos y la uva que define el Valle de Napa, Cabernet Sauvignon se cultiva en todo el mundo, pero rara vez alcanza la grandeza.

Se madura tarde y puede ser bastante maleza e incluso vegetal en regiones de clima más frío como Chile. En Burdeos y Toscana casi siempre se mezcla para suavizar sus taninos intensamente astringentes. El estilo de Napa es denso, morado oscuro, mermelada y sabor a grosellas y cerezas negras. Grueso y maduro, con capas de olores y aromas de roble nuevos y caros, ha creado casi por sí solo el fenómeno de las bodegas de culto. En Washington, el mejor Cabernet se encuentra en el límite entre la madurez de las versiones de California y los matices de hierbas, hojas y sabores de oliva del gran Burdeos.

Gamay

Sabores: fresa, frambuesa, cereza

La uva de Beaujolais, Gamay a menudo se hace para beber bastante joven, y muestra sabores brillantes, ácidos y frutales de fresa, frambuesa y cerezas dulces. Cuando se elabora con el método conocido como maceración carbónica, la joven Gamay tiene una ligera efervescencia y un olor característico de los plátanos. Beaujolais Nouveau, lanzado cada año poco después de la cosecha, es el ejemplo más famoso.

Uva Garnacha. Garnacha

Sabores: especias, cereza

El vino Grenache es uno de los mejores vinos tintos de España y Australia, y es un componente importante de Châteauneuf du Pape, Gigondas y Côtes du Rhône en Francia. Una uva de maduración temprana, tiende a un alto contenido de alcohol y baja acidez. En el mejor de los casos, crea vinos muy afrutados, picantes y de sabor fuerte que recuerdan una versión más suave y menos intensa de Syrah.

Malbec

Sabores: guindas, especias

Una de las uvas de menor graduación de Burdeos, el Malbec ha ganado importancia en Argentina, donde elabora vinos tintos picantes y ácidos que se combinan bien con la crianza en barricas nuevas de roble. En otros lugares sigue siendo un jugador menor, aunque algunos Malbecs con etiquetas varietales se fabrican en California y Washington.

Merlot

Sabores: sandía, fresa, cereza, ciruela

Merlot es el Chardonnay de los tintos, fácil de pronunciar, fácil de querer, agradable y versátil, pero que en su mayoría carece de cualquier carácter sustantivo propio. La gran excepción es Chateau Pétrus, donde comprende el 95 por ciento de la mezcla.

Varietal Merlot alcanzó popularidad en la década de 1990, pero demasiados Merlots insípidos, acuosos y caros se han llevado la flor de la rosa. Fuera de Burdeos, está en su mejor momento en el estado de Washington, donde madura maravillosamente y crea vinos regordetes y potentes que pueden envejecer durante una década o más.

Aspectos importantes sobre el Vino Blanco

Acidez: el ácido está presente de forma natural en el vino y aparece como crujiente o vivo en el paladar. La acidez inherentemente estimula su próxima mordida, refresca el paladar y brinda un contraste con los alimentos ricos. Los ejemplos de variedades con mayor acidez incluyen Sauvignon Blanc, Riesling o Chenin Blanc.

Dulce o seco: estos dos términos se refieren a la cantidad de azúcar residual que queda en un vino después del proceso de fermentación. Casi todos los vinos tintos son secos, pero los vinos blancos pueden variar de seco a seco o dulce. La sequedad no se relaciona con la acidez o la amargura; solo se refiere a si hay azúcar presente en el vino o no. La dulzura no debe confundirse con la fruta, que se refiere a los sabores específicos presentes en el vino.

Oaked: este término se refiere al vino, que ha pasado tiempo fermentando en un barril o envejeciendo en uno. Con mucho, la variedad más común en roble es Chardonnay; aunque, algunos vinos blancos de Rhône (Roussanne o Marsanne), así como Fumé Blanc (la versión roble de Sauvignon Blanc), pueden ver algún tiempo en barril. El caramelo tostado, el caramelo de mantequilla, las especias para hornear o las notas de vainilla son resultados comunes de la maduración del roble.

Cuerpo: también conocido como "sensación de boca" o "peso", el cuerpo de un vino describe cómo se siente el vino literalmente en la boca. Piense en la textura ligera de la leche desnatada en comparación con la sensación más espesa y rica de la crema espesa. Compara un Sauvignon Blanc ligero y crujiente con un Chardonnay rico y con mucho cuerpo. Muchos factores afectan el cuerpo de un vino, incluido el contenido de azúcar, el envejecimiento del roble y las características varietales individuales.

Antigüedad: es el año impreso en la botella y refleja el año en que se cosecharon las uvas. La mayoría de los vinos blancos deben consumirse durante los primeros años después del embotellado, pero algunos blancos, como el Chardonnay o el Riesling, pueden envejecer bien durante muchos años. Se oscurecerán en matiz y mostrarán menos características de fruta, a medida que envejecen.

Variedad: este término se refiere a un tipo específico de uva. Las principales variedades blancas son Chardonnay, Sauvignon Blanc, Riesling, Chenin Blanc y Pinot Grigio, junto con miles de opciones menos conocidas disponibles en todo el mundo. Cada variedad específica tiene características intrínsecas, como acidez, color y perfil de sabor único.

Equilibrio: el equilibrio es una de esas palabras místicas del vino que es difícil de precisar. Se refiere a una integración perfecta de todos los componentes de un vino, pero no es necesariamente una marca de calidad. No todos los grandes vinos se consideran equilibrados. Algunas personas prefieren un vino más armonioso o integrado, mientras que otros prefieren un vino con una característica pronunciada.

Mineralidad: el concepto de mineralidad es una sensación difícil de precisar. A veces puedes oler la mineralidad en el aroma de un vino. Tome un Riesling de la región de Mosel en Alemania: a menudo huele como el suelo a base de pizarra, en el que se siembran las uvas. La mineralidad, sin embargo, se experimenta más comúnmente durante el final del vino. Las notas terrosas de cemento mojado o piedras o incluso asfalto permanecen en el paladar, mucho después del sorbo inicial.

Denominación o región: estos términos se refieren al área designada desde donde se obtienen las uvas. Por ejemplo, Napa Valley es una denominación o región dentro de California, mientras que Oakville o Rutherford son subregiones dentro de Napa Valley. En los Estados Unidos, el 85% de las uvas se deben cultivar en la región o en el Área Vitivinícola Estadounidense (AVA) que figura en la botella. Si está disfrutando de un Napa Valley Cabernet Sauvignon, al menos el 85% de las uvas utilizadas para hacer ese vino se cultiva allí.

Viejo mundo o nuevo mundo: cuando un vino se describe como Viejo o Nuevo Mundo, puede referirse a una de dos cosas: lugar o estilo. En cuanto al lugar, Viejo Mundo se refiere a los vinos de Europa, y Nuevo Mundo se refiere a los vinos de cualquier parte. Estilísticamente hablando, el Viejo Mundo se refiere a los vinos que generalmente son más bajos en alcohol, impulsados por minerales o tierras, y tienen una mayor acidez. Nuevo Mundo se refiere a los vinos que son generalmente lo opuesto y exhiben características más maduras y con mejor sabor a fruta.

Vinos Blancos más conocidos

Sauvignon Blanc

Si está buscando una de las variedades de uva de vino blanco más antiguas y mejores, no busque más allá de Sauvignon Blanc. Gracias a los enólogos en el Valle del Loira y Burdeos, y más recientemente, en Marlborough, Nueva Zelanda, ¡el vino blanco se ha hecho popular en todo el mundo!

Los sabores de Sauvignon Blanc son diferentes a la mayoría de los blancos. Obtiene un sabor muy "verde", con muchas hierbas en las notas sutiles. Un Sauvignon Blanc menos maduro (clima más fresco) tendrá sabores fuertes de limas y manzanas verdes, mientras que un Sauvignon Blanc elaborado con uvas más maduras (climas más cálidos) tendrá sabores más fuertes de melocotones y maracuyá. Pero debajo de esos gustos primarios, obtendrá indicios de grosellas, hierba, jalapeños y pimientos.

Este vino tiene una acidez media / media alta, y contiene pirazinas, compuestos aromáticos especiales que le dan sus ricos sabores. Tiende a ser un blanco bastante seco, pero la intensidad de los sabores de frutas maduras en regiones como Marlborough, Nueva Zelanda puede dar la apariencia de dulzura.

Es biodinámico, bajo en azufre y apto para veganos. Proveniente del Valle del Loira en Francia, tiene esos deliciosos aromas sutiles de pomelo y hierba corta en la nariz y un paladar fino y seco con frescura cítrica.

Riesling

Si desea uno de los blancos más exclusivos, encontramos el Riesling alemán. Es uno de los tipos más diferentes de vinos blancos y debe probarse al menos una vez.

Se cree que Riesling nació en la región del río Rin de Alemania, aunque ahora se cultiva en Alemania, Austria y en todo el mundo. Para obtener los mejores Riesling, busque los vinos producidos en las colinas orientadas al sur que se extienden a lo largo del río Mosel.

Sirve con: pato, cerdo, cangrejo, cocina asiática, comida india picante y verduras asadas naturalmente dulces como pimientos, cebollas y calabazas.

Para probar el clásico Mosel Riesling, prueba el Beetle Riesling.

Hecho en un estilo seco, todavía tiene muchos sabores afrutados y una textura suave encantadora. El bajo nivel de alcohol lo convierte en un socio ideal para una ensalada asiática fresca en el almuerzo.

Moscato

Si nunca has probado un vino Moscato, te estás perdiendo; este vino italiano es dulce y sabroso, y es una de las variedades de uva cultivadas más antiguas del mundo. Siempre ha sido popular en su Italia natal, pero recientemente se ha vuelto a poner de moda fuera de su tierra. Ofrece frescura, gran sabor, versatilidad y excelente valor.

Las uvas de Moscato se cultivan en todas partes del mundo, pero es el vino italiano Moscato el más famoso. El olor de Moscato es tan único que no hay palabras para describirlo aparte de "Muscat Aroma". Es una de las únicas uvas que tiene un olor a 'uva'. Contiene una sustancia química llamada linalool, que también se encuentra en las hierbas aromáticas como la canela, las flores de cítricos y la menta.

El Torelli Moscato d'Asti es el ejemplo perfecto de lo delicioso que puede ser este estilo de vino. Con mucha dulzura y solo un 5% de alcohol, puede y debe disfrutarse en cualquier momento con cualquier persona.

Pinot Grigio

También conocido como Pinot Gris, este es uno de los vinos blancos italianos y franceses más famosos. Los vinos más famosos de Pinot Gris provienen de la región francesa de Alsacia. Los vinos de Alsacia son ricos y complejos, con una amplia gama de sabores.

El italiano Pinot Grigio es generalmente más liviano con sabores más sencillos de melocotón y pera.

El Pinot Gris muy especial de Burgenland, Austria podría no ser un ejemplo típico, pero sin duda es uno de los mejores. Las vides están completamente sin podar, y el vino se fermenta con las pieles para darle al vino un sorprendente color naranja dorado. Vino "natural" en su mejor momento.

Chardonnay

Es uno de los tipos de vino blanco más famosos del mundo, y uno que crece en casi todas las regiones vitícolas. Es la uva de vino blanco más plantada en el mundo, y se elabora en muchos estilos diversos, por lo que es un vino para todos.

La región francesa de Chablis es famosa por sus chardonnays sin albar, mientras que la Cote d'Or en Borgoña es famosa por sus variedades de roble. Puede encontrar grandes Chardonnay orgánicos de Argentina, Italia, Australia, California y Chile.

Sirve con: cremosos platos de carne de ave y cerdo o tarta de vegetales asados para chardonnays más ligeros.

Existe una amplia gama de Chardonnay, pero uno que siempre es favorito es el Domaine de Brau Chardonnay Finement Boisé.

inenel Boisé se traduce literalmente como finamente arbolado, y es este uso cuidadoso del envejecimiento de roble lo que le da a este vino barato estilo y clase reales. Un vino equivalente de Borgoña podría ser dos veces o tres veces el precio.

Lo que se debe saber sobre los Vinos Dulces

¿Qué hace que un vino sea dulce?

Un vino se vuelve dulce debido a su contenido de azúcar residual. Cuando las uvas se traen de la cosecha, se trituran y luego se someten a fermentación. Durante la fermentación, el azúcar se convierte en alcohol por la levadura. Si la fermentación se detiene antes de la conversión completa del azúcar al alcohol, parte del azúcar residirá en el vino, de ahí el término "azúcar residual". Obviamente, mientras más azúcar residual haya en un vino, más dulce será.

Vinos dulces rojos

Mientras que los vinos tintos dulces son ciertamente menos comunes que los vinos blancos dulces, están disponibles.

Vino Porto: es quizás el vino dulce más famoso elaborado con uvas de vino tinto. A continuación, hay vinos de postre elaborados con uvas rojas con niveles más altos de azúcar residual y un perfil dulce y untuoso.

Vino Hielo: algunos vinos de hielo también se elaboran a partir de uvas de vino tinto, aunque estos pueden ser un poco más difíciles de encontrar. Busque vinos de hielo Inniskillin basados en Cabernet Franc para un delicado y dulce vino tinto.

Rojos regionales con un toque de dulzura: el alemán Dornfelder y el italiano Lambrusco son tintos con cuerpo más ligero que pueden ser dulces en el paladar. Como es el atractivo efervescente de Brachetto de Italia, un vino de estilo postre rojo con menos alcohol y más dulce por adelantado.

Sweet Shiraz: ¿buscas un vino tinto dulce bien distribuido y que no tenga en cuenta las carteras? Echa un vistazo a Jam Jar Sweet Shiraz de Sudáfrica es una de las mejores selecciones en la categoría de vino tinto dulce.

Dulces Vinos Blancos

Los vinos blancos dulces son mucho más comunes y considerablemente más fáciles de encontrar que los vinos tintos de estilo más dulce.

Riesling: La primera parada en la mayoría de las caminatas hacia los vinos blancos dulces comienza en Alemania con Riesling. Con base en la uva Riesling, estos vinos en particular pueden elaborarse en estilos secos, secos y francamente dulces, el estilo más dulce es con lo que los consumidores tienden a estar más familiarizados.

Moscato: Originario de Piamonte, y construido en la familia de la uva Moscatel, este vino blanco continúa ganando impulso como el blanco "ideal" para los entusiastas del vino dulce. De cuerpo ligero, a veces mostrando un brillo chispeante y siempre llevando azúcar, los fanáticos de Moscato saborean los increíbles aromas y placeres del paladar de este vino muy querido.

Sauternes: las siguientes paradas en el camino del vino blanco dulce a menudo incluyen vino helado y estilos de cosecha tardía, como Sauternes. Los prestigiosos vinos de postre de Burdeos están hechos de las uvas Sauvignon Blanc y Semillon que se han visto afectadas por botrytis, un hongo amigable, para concentrar los azúcares innatos de la uva.

Los vinos de hielo son un vino de postre verdaderamente único, elaborado con uvas congeladas en la vid y luego fermentadas. Originario de Alemania y alcanzó el estatus de estrella en Canadá, el vino helado es uno de los vinos más dulces porque las uvas azucaradas están extremadamente bien concentradas a medida que la uva se congela.

Selecciones principales para postre y vinos

Para aquellos que buscan un delicioso vino de postre que combine bien con una gran variedad de sus postres favoritos de fruta, crema o chocolate (o que sirvan como postre, los vinos fortificados son una clase inusual de vino, que ofrecen riqueza, edad y clase a muchos postres y ricos alimentos favoritos. Si bien no todos los vinos fortificados están hechos en un estilo dulce, muchos de ellos son.

Sin embargo, el vino dulce fortificado más famoso es Port o Porto. Si se desea un vino fortificado más dulce, entonces los aguardientes de uva neutros se agregan típicamente durante el primer día y medio de fermentación. Una vez que este alcohol adicional se agrega al vino base inmóvil, la levadura deja de convertir el azúcar en alcohol y todo el azúcar de uva restante se deja en el vino como azúcar residual.

Conociendo algo sobre el Champagne

La mayoría de nosotros pensamos en Champagne como un vino de ocasión especial: algo para elevar y disfrutar en bodas, compromisos, aniversarios y otros eventos felices o en la víspera de Año Nuevo.

Pero más y más personas están rompiendo el burbujeante para hacer más festivo una cena cotidiana o salir a la noche con amigos. Nos parece bien. Aquí hay otras cosas sobre Champagne, para saber y celebrar:

Todo lo que brilla...? No todos los vinos que brillan son Champagne. Estrictamente hablando, el nombre se aplica solo al vino espumoso elaborado en la región francesa de Champagne. Otros vinos espumosos incluyen Cava, que proviene de España; Prosecco, que proviene de Italia; Crémant, de otras regiones francesas; y el alemán Sekt.

Una cuestión de gusto: el sabor de Champagne, a diferencia de otros vinos espumosos, ya que cada uno es del otro, se puede atribuir a su terruño, lo que significa de dónde viene y cuándo. Las uvas de Champagne, donde el clima es fresco, maduran lentamente, lo que permite la concentración de sabor sin reducir la frescura. Su identidad también se deriva de suelos profundos de tiza .

Lo que hay en un nombre: en Francia, el nombre "Champagne" se ha restringido legalmente a los vinos de la región de Champagne desde mediados del siglo XIX, y después de la Primera Guerra Mundial, el Tratado de Versalles extendió esa protección de marcas en todo el mundo.

Sin embargo, dado que los EE. UU. No firmaron el tratado, los productores de vino estadounidenses quedaron exentos de las restricciones hasta 2005, cuando el gobierno de EE. UU. Finalmente decidió restringir el uso de la palabra "Champagne" por parte de productores no de la región. Sin embargo, muchas marcas reconocidas en los Estados Unidos fueron protegidas y todavía usan el apodo "Champagne".

Brindis de la ciudad: ¿qué hay detrás de la popularidad recientemente aumentada de Champagne? "es excepcionalmente amigable con los alimentos". "La mayoría de las bengalas se caracterizan por su vibrante acidez y frescura, que las ayudan a cortar las comidas picantes, complementar la comida sabrosa y elevar incluso los platos más simples", recomendando en combinaciones con una hamburguesa o sushi.

Grande y pequeño: si bien la mayoría de nosotros puede enumerar algunos conocidos Champagnes, tiene su Dom Perignon, su Veuve Clicquot, su Moet & Chandon, que mezcla vinos de diferentes viñedos, variedades y añadas para lograr una "elegancia consistente". Últimamente se han enfocado cada vez más en los vinos de productores más pequeños que elaboran vinos de sus propias uvas, utilizando una sola cosecha, viña y variedad. La calidad de estos vinos, varía, pero, "en términos generales, los cultivadores de Champagnes tienen más personalidad. Y hay algo obviamente e instintivamente atractivo acerca de comprarle a un pequeño productor".

Lo básico sobre la Cata de Vinos

Si bien las personas han estado disfrutando la experiencia de probar el vino desde la antigüedad, esta práctica se volvió más formal durante el siglo XIV. Los catadores profesionales de vinos utilizan un vocabulario de cata de vinos muy estricto en su descripción de los vinos. Los eventos recreativos de cata de vinos son mucho más informales e implican la atención a un vino lo siguiente: *Apariencia, terminar (regusto), fragancia en el vidrio y sensación en la boca.*

Cómo probar el vino

Ya sea profesional o recreativo, la cata de vinos es una experiencia multisensorial. Aunque formalmente no se considera parte de la cata de vinos, incluso la audición está involucrada en el proceso, comenzando con los sonidos distintivos de la botella que se abre y el vino que se vierte en su vaso. Los otros sentidos están involucrados de una manera más directa. Estos son algunos consejos para involucrar sus sentidos al máximo al probar el vino:

Vista: Usar un cristal transparente y sostenerlo sobre un fondo blanco lo ayudará a disfrutar del verdadero color de un vino. Inclina el vino ligeramente en el vaso y échale un buen vistazo. Dependiendo del tipo de vino en su vaso, puede ver marrón rojizo profundo, rojo rubí brillante u oro caliente. El color puede darle una pista sobre la edad del vino. Los vinos blancos generalmente ganan color a medida que envejecen, mientras que los vinos tintos más viejos pierden color.

Olor: si usas un vaso con un borde que se dobla hacia adentro, te ayudará a disfrutar el aroma complejo de un vino. Remolino del vino en el vidrio cubre sus lados y le permite experimentar la fragancia completa. Los olores en realidad varían desde la parte superior hasta la parte inferior del vaso. Aromas más ligeros florales y frutales suben a la parte superior mientras que los aromas más profundos y ricos se pueden encontrar hacia el fondo.

Sabor: Para experimentar completamente el sabor de un vino, agítelo un poco en la boca para cubrir todas sus papilas gustativas. Tómese un momento para disfrutar el sabor antes de tragar o escupir el vino. Además del sabor inicial, encontrará también un regusto al vino, generalmente conocido como el final.

Toque: cuando el vino está en su boca, proporciona una experiencia táctil, a menudo denominada "sensación en la boca", además del sabor. Algunos vinos se sienten refrescantes en la lengua, mientras que otros pueden sentirse aterciopelados, planos o incluso espinosos. El picor proviene de los taninos que se utilizan en el vino tinto para mantenerlo fresco. Cuanto más joven es el vino tinto, mayor es el contenido de tanino y más espinoso se siente.

Lugares de cata de vinos

Si estás interesado en la cata de vinos, hay muchos lugares disponibles para que pruebes. Los eventos de cata de vinos a menudo se ofrecen en:

o   bodegas

o   bares de vino

o   escuelas de vino

Incluso puede decidir organizar una fiesta de degustación de vinos. Para un gran evento que tus amigos recordarán, asegúrate de incluir:

- ✓ Aperitivos para disfrutar antes de la degustación

- ✓ Pan para limpiar el paladar entre los vinos

- ✓ Copas de vino claras

- ✓ Volcar cubetas para depositar el vino

- ✓ Cuatro a seis tipos de vino

- ✓ Jarras de agua para enjuagar vasos y paladares entre vinos.

También puede incluir tarjetas de degustación, para que los invitados puedan registrar sus experiencias de cata de vinos.

La Etiqueta en la degustación de vinos

La cata de vinos tiene su propio conjunto único de modales y comportamientos. Aquí hay algunos principios básicos de la etiqueta de degustación de vinos a tener en cuenta:

Permita que otros catadores tengan la oportunidad de formar sus propias opiniones. Espere hasta que todos hayan tenido la oportunidad de probar un vino antes de hacer ningún comentario.

No interfiera con el sentido del olfato de otro catador. Esto significa que no debe fumar ni usar productos altamente perfumados como loción para después del afeitado, perfumes o lociones perfumadas.

Inyectar aire en la boca mejora la capacidad de sabor. El sonido de gorgoteo que esto puede hacer se considera perfectamente correcto en una cata de vinos.

Se permite escupir en eventos de cata de vinos. Por lo general, se proporciona una escupidera, una taza de plástico o un cubo con hielo para este propósito. En las bodegas, los catadores profesionales incluso escupen directamente en los desagües o en un piso de grava.

www.ingramcontent.com/pod-product-compliance
Lightning Source LLC
Chambersburg PA
CBHW061533250726

48657CB00005B/2217